CONTRIBUTION A L'ÉTUDE

DES

CHANCRES SYPHILITIQUES

EXTRA-GÉNITAUX

PAR

LE Dr CHARLES GUIGNARD

Membre titulaire et ancien archiviste de la société française d'hygiène.
Membre de plusieurs sociétés savantes.

PARIS

A. PARENT, IMPRIMEUR DE LA FACULTÉ DE MÉDECINE

A. DAVY, successeur

31, RUE MONSIEUR-LE-PRINCE, 31

1882

CONTRIBUTION A L'ÉTUDE

DES

CHANCRES SYPHILITIQUES

EXTRA-GÉNITAUX

PAR

Le Dr Charles GUIGNARD

Membre titulaire et ancien archiviste de la société française d'hygiène.
Membre de plusieurs sociétés savantes.

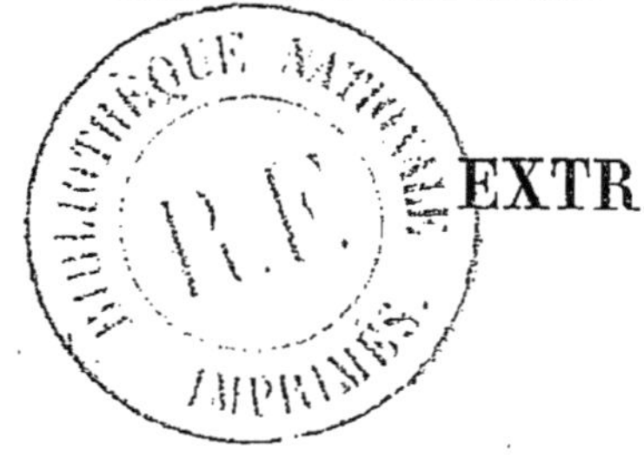

PARIS

A. PARENT, IMPRIMEUR DE LA FACULTÉ DE MÉDECINE

A. DAVY, successeur

31, RUE MONSIEUR-LE-PRINCE, 31

1882

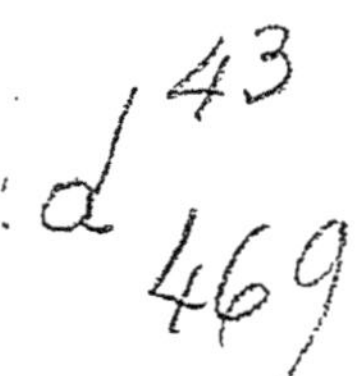

A LA MÉMOIRE DE MON PÈRE
DE MON GRAND'PÈRE ET DE MA GRAND'MÈRE

A MA BONNE TANTE, LOUISE GUIGNARD
De Châteaurenault (Indre-et-Loire).

A MA MÈRE

A TOUS LES MIENS ET A TOUS MES AMIS

A MON PRÉSIDENT DE THÈSE

MONSIEUR LE PROFESSEUR FOURNIER

A MONSIEUR LE PROFESSEUR VULPIAN

Ancien doyen.

Mon maître à l'hôpital de la Pitié.

A MES MAITRES

MM. MOISSENET, ALPH. GUÉRIN

(Hôtel-Dieu).

M. PÉAN

(Hopital Saint-Louis).

MM. BOUCHUT, JULES SIMON

(Hopital des Enfants-Malades).

M. LE PROFESSEUR DEPAUL

Clinique d'accouchements.

A LA MÉMOIRE DES DOCTEURS PELET et LOREAU

De Châteaurenault.

A LA MÉMOIRE DU Dr ALCIBIADE ZAMBIANCHI

De Troyes.

CONTRIBUTION A L'ÉTUDE

DES

CHANCRES SYPHILITIQUES

EXTRA-GÉNITAUX

La syphilis a souvent une tout autre origine qu'un coït impur et, comme on l'a dit, elle est beaucoup moins vénérienne que la blennorrhagie et que le chancre simple. En dehors des rapports sexuels de toute sorte, qui sont l'occasion ordinaire de la contagion, la syphilis peut en effet se produire chez des médecins ou des sages-femmes qui, ayant des écorchures à la main, pratiquent le toucher vaginal chez des femmes syphilitiques ; chez des verriers qui se servent de la même canne pour souffler le verre ; chez des nourrices qui allaitent des enfants syphilitiques et réciproquement chez des enfants dont les nourrices ont la syphilis ; le virus syphilitique peut être inoculé en même temps que le vaccin. Cette maladie peut encore avoir, au point de vue de l'étiologie, un siège tout à fait inattendu ;

aussi faut-il être constamment sur ses gardes afin de ne pas méconnaître la maladie dès son début, lorsqu'elle n'est encore qu'à l'état d'accident primitif.

Nous trouvant en possession de quelques observations de chancres infectants placés dans des endroits insolites nous avons pensé que nous ne pouvions mieux faire que de réunir ces faits et de les faire servir à notre thèse inaugurale. Que M. le Dr Fournier veuille bien recevoir ici et dès le début, l'expression de nos plus sincères remerciements pour ses bons conseils et l'accueil qu'il a bien voulu nous faire. Pouvions-nous trouver un maître plus compétent ? Pouvions-nous espérer de nous placer, au point de vue de notre travail, sous l'égide d'une autorité plus grande en cette matière ?

Nous n'avons point cru, en traitant ici des chancres extra-genitaux ou plutôt en apportant à leur étude quelques éléments puisés dans des observations prises à l'hôpital, devoir nous occuper des chancres périgénitaux, ni des chancres syphilitiques de l'anus qui ont toujours à peu de chose près la même étiologie et qui présentent des caractères spéciaux. Ce sont, en effet, là des endroits suspects et, malgré les dénégations des malades, l'esprit du médecin est naturellement guidé vers la vérité du diagnostic.

Un autre point de vue, qu'à notre grand regret nous n'avons pu aborder, car il nous aurait, méritant à lui seul une étude particulière, entraîné trop loin, c'est la syphilis vaccinale. Nous n'aurions eu, d'ailleurs, pour aborder ce sujet, que les rapports des journaux de médecine sur certaines épidémies de syphilis vaccinale et ce n'était pas suffisant.

Voici comment M. le professeur Fournier s'exprime, au sujet des chancres extra-genitaux à l'article *Chancre* du

Dictionnaire de médecine et de chirurgie pratiques (tome VII, p. 75).

« V. — Les chancres dits *extra-génitaux* se produisent là où le hasard d'une contagion accidentelle, d'un attouchement quelconque a déposé le pus virulent. On en a observé de très curieux exemples sur presque toutes les régions du corps, aux doigts, à la main, sur l'abdomen, sur le thorax, sur le dos, au nombril, sur les cuisses, sur les jambes, aux orteils même, etc.....

« Il est cependant une région du corps où on ne le rencontre que d'une façon excessivement rare et singulièrement exceptionnelle, c'est la *région céphalique*. Et ce fait est d'autant plus surprenant que le chancre syphilitique, tout au contraire, s'observe avec une certaine fréquence sur les lèvres, à la langue, sur les muqueuses ou sur la peau de la face, etc.....

« Ricord et Rollet (de Lyon), il y a déjà plus d'une douzaine d'années (1), appelèrent l'attention sur cette curieuse immunité de la région céphalique pour le chancre simple.

« A quelques exceptions près, disait notre vénéré maître
« dans ses cliniques de 1856, tous les chancres que j'ai eu
« l'occasion d'observer pendant ma longue pratique sur
« la face et le crâne, appartenaient toujours et comme *fa-*
« *talement* à une seule et même espèce de chancre, à
« l'espèce indurée, infectieuse,.....Les quelques exemples
« de chancres simples céphaliques que j'ai rencontrés ou
« ceux qui sont contenus dans la science, ne sont pas assez
« authentiques pour être pris en sérieuse considération
« et pour constituer une exception à cette règle qui, jus-
« qu'à présent, semble être générale, à savoir, l'induration

(1) Cet article est paru en 1867.

« constante, le caractère fatalement infectieux du chancre
« céphalique. »

« Surpris de la singularité de ce fait, j'instituai une
sorte d'enquête pour en vérifier l'exactitude. Déjà en 1858,
j'avais pu réunir, dans un travail que je publiai sur ce
sujet, 126 observations de chancres céphaliques ; aujour-
d'hui j'en compte dans mes notes plus de 200, soit per-
sonnelles, soit dues à de bienveillantes communications.
Or, chose curieuse, toutes ces observations *sans exception
aucune* sont autant d'exemples de chancres syphilitiques
développés sur divers points de la tête (lèvres, langue,
gencives, joues, pituitaire, paupières, front, oreilles, etc...)
aucune n'est relative à des chancres simples de ces mêmes
régions.

« D'autre part voici plus de douze ans que l'attention
des syphiliographes est fixée sur ce point et depuis ce
temps il n'a pas été publié, que je sache, une seule observation complète et rigoureusement démonstrative de
chancre simple céphalique. Ce silence a bien sa signi-
fication.

« Je ne connais encore, pour ma part, qu'un seul
exemple de chancre simple céphalique. Voici ce fait qui,
sans être absolument inattaquable, présente cependant
de très sérieuses garanties d'authenticité. Je le dois au
Dʳ Puche, ancien médecin de l'hôpital du Midi :

« Le nommé A..., âgé de 28 ans, entra dans mon service le
17 novembre 1861. Ce jeune homme présentait sur la peau de la
lèvre inférieure, vers la ligne médiane, une ulcération chancreuse, circulaire, de la largeur d'une pièce de cinquante centimes,
offrant tous les caractères d'un chancre simple. Le début de cette
ulcération remontait à 34 jours environ. Les premiers symptômes
s'en étaient manifestés une huitaine de jours après un rapport
dont le malade ne dissimulait nullement la nature. Aucun trai-

tement n'avait été suivi ; seulement vers le 13 novembre, la plaie avait été cautérisée au nitrate d'argent. Huit jours avant l'entrée du malade à l'hôpital il s'était produit une adénite légère, dans la région sus-hyoïdienne. — Bien que ce chancre présentât une certaine résistance à sa base, je le considérai comme un *chancre simple*. Je le montrai à mon collègue, M. le Dr Cullerier qui l'examina avec un grand soin et porta un diagnostic opposé (*chancre infectant*). Pour lever tous les doutes j'eus recours à l'inoculation. Le 18 une inoculation fut faite sur l'abdomen, à quelques centimètres au-dessus du nombril, avec une gouttelette de pus empruntée à ce chancre. Pendant que je pratiquais cette petite opération, le malade, en voulant me retenir la main, se fit piquer le doigt, avec la lancette chargée de pus. Les jours suivants un double chancre s'était produit sur l'abdomen et sur le doigt. Ce malade ne fut soumis à aucun traitement antisyphilique. Le chancre de la lèvre et les chancres d'inoculation guérirent dans le courant de décembre, en laissant des cicatrices simples dépourvues de toute induration. — Aucun accident constitutionnel ne s'était manifesté, quand le malade quitta l'hôpital le 31 décembre.

« L'excessive rareté du chancre simple céphalique a vivement préoccupé les syphiliographes et s'est élevée pour un instant à la hauteur d'une question doctrinale. A mon sens elle peut s'expliquer facilement par deux ordres de raisons très différentes : 1° le chancre simple, affection cantonnée pour ainsi dire dans les régions sexuelles, ne peut guère se transmettre à la région céphalique (que par un rapport anormal). Or, les sujets qui sont affectés de chancres simples génitaux ne doivent que bien exceptionnellement s'exposer à transmettre la contagion à la bouche, parce que d'une part ils ne peuvent ignorer leur maladie, et parce que d'autre part ils ne peuvent espérer qu'elle passe inaperçue. 2° Si la région céphalique n'est pas douée, comme on l'avait cru bien à tort, d'une immunité absolue contre le virus du chancre simple, du moins faut-il reconnaître qu'elle n'est pas aussi favorable à son développement que d'autres régions du corps. Cette proposition, en apparence hypothétique et paradoxale, ressort en réalité d'une observation rigoureuse comme nous allons le voir.

« Les syphilisateurs, qui sont nos maîtres sur ce point nous ont appris que toutes les régions du corps ne présentent pas la même réceptivité pour le virus chancreux. Le chancre, en d'autres termes, ne trouve pas partout un terrain également favorable. Il se développe avec exubérance sur un point ; il végète et s'éteint rapidement sur un autre. « Il est digne de remarque, dit Bœck, que les « diverses parties du corps réagissent d'une façon très « différente contre la matière syphilitique. En traitant la « syphilis par la syphilisation, j'ai inoculé sur la poitrine, « le ventre, les cuisses et les bras ; on obtient les plus petits « ulcères, en profondeur comme en étendue, sur la poi-« trine et le ventre (sur les joues l'effet est encore plus « faible que sur la poitrine); ils sont plus grands sur les « bras et les plus considérables sont sur les cuisses. Si l'on « inocule en même temps et avec la même matière sur les « cuisses et sur une des parties susdites du corps, on trou-« vera que l'inoculation réussit dans le plus grand nombre « de générations sur les cuisses et que la matière y garde « le plus longtemps son intensité, de sorte que, quand elle « ne produit plus d'effet sur les endroits susdits, on pourra « encore dans quelques générations produire des ulcères « par l'inoculation de la matière des cuisses. »

Dans l'article plus récent qu'il consacre à l'étude de *l'inoculation* (T. XIX du Dictionnaire), l'éminent maître délimite d'une façon plus précise les caractères du chancre simple et du chancre syphilitique pour ce qui regarde leur siège. Voici ce qu'il dit :

« Toutes les régions du corps ne répondent pas ou du moins peuvent ne pas répondre d'une façon identique et égale à l'action d'un même virus. Pour le chancre simple, par exemple, l'observation a démontré très positivement que tous les départements de l'enveloppe cutanée ne sont pas également propres à la germination de son puissant virus. Tandis, en effet, comme points de comparaison qu'il se développe sur les régions génitales avec cette facilité et cette exubérance redoutables que chacun lui connaît, le chancre simple germe mal sur les régions de la face et du crâne, alors même qu'il y est inséré par la lancette. Sans doute il *prend* encore, comme on dit vulgairement, sur ces dernières régions, mais s'il ne s'y développe qu'incomplètement ; il y reste petit, limité, chétif, malingre, si j'ose ainsi parler, et de plus il s'y éteint rapidement. Il semblerait véritablement qu'il recontrât là un mauvais terrain, sur lequel il ne serait pas apte à acquérir les proportions qu'il revêt ailleurs. »

Plus loin (p. 118, t. XIX), le même auteur ajoute, en parlant de l'inoculation expérimentale :

« C'est encore à l'inoculation que nous devons d'avoir pu analyser les propriétés du pus chancreux à la façon d'un composé chimique et de savoir que ce pus est détruit, « neutralisé » par les acides, les alcalis caustiques et diverses autres substances ; qu'il est neutralisé de même par la gangrène, cet altérant organique ; qu'il conserve au contraire ses propriétés spécifiques au contact de l'urine, du sperme, du mucus vaginal, etc.…. qu'il n'a pas besoin, pour exercer son action, d'être transmis frais et chaud de l'organisme contaminant à l'organisme contaminé ; qu'il peut, au contraire, sans perdre ses propriétés virulentes, être desséché à l'air libre, conservé dans des tubes pendant plusieurs

jours, voire même pendant plusieurs mois (Sperino), etc. ;
toutes notions qui ne sont pas simplement affaire de curio-
sité pure, mais qui donnent le secret de certains phénomènes cliniques, et qui, notamment, ont démontré la réalité de ce mode curieux de contagion qu'on appelle la
contagion médiate. De telle sorte, je le répète, que sur
quantité de points l'histoire du chancre simple a reçu de
l'inoculation des enseignements aussi positifs que curieux. »

Les faits consignés dans ces citations ont une haute im-
portance, et l'on comprendra que nous nous soyons plu,
dès le début, à les étendre et de nous en servir comme
d'une base. C'est ainsi qu'il peut nous être permis d'espérer, par cette simple contribution, apporter un appoint
susceptible de quelque profit à l'histoire des syphilis ac-
cidentelles, que la contagion soit immédiate ou qu'elle soit
médiate.

On a vu par ce qui précède que le chancre simple avait
un lien d'élection, que ce lieu d'élection était les parties
génitales ou périgénitales, et que pour une raison ou pour
une autre, on ne l'observait que très exceptionnellement
ailleurs. En est-il de même pour le chancre infectieux,
autrement dit pour la syphilis? Si la syphilis n'est pas
toujours vénérienne, à quelles causes doit-on la syphilis
lorsqu'elle apparaît en dehors des parties génitales? Son
action est-elle égale sur toute la surface tégumentaire? En
un mot, le chancre syphilitique, exorde des accidents consécutifs que l'on connaît, a-t-il comme le chancre simple
des préférences qui le caractérisent et des territoires or-
ganiques dont il s'écarte rarement? Le simple exposé des
faits de syphilis extra-génitale se chargera de répondre à
ces questions. Aux observations seules il appartient de
décider dans quelle mesure il convient d'admettre une

proposition plutôt qu'une autre, au sujet des diverses parties de l'enveloppe cutanée susceptibles de donner entrée au virus. Nous allons grouper les observations selon les régions où les chancres ont été vus.

Voici encore de quelle façon (V. *Journal de médecine et de chirurgie*, juillet 1880). M. le professeur Fournier s'exprimait sur le sujet qui nous occupe dans une clinique de l'hôpital Saint-Louis : « Parmi les chancres extra-génitaux les plus fréquents, on doit citer ceux qui siègent sur les lèvres, sur la langue, la face, le doigt, le sein, l'anus. On les voit moins souvent sur les amygdales, les gencives, le palais, les paupières, les oreilles, le tronc, etc. Parmi les anomalies les plus singulières à cet égard, on peut citer un cas de chancre du sinciput observé par M. Ricord ; et M. Fournier en a vu un au niveau du grand trochanter et un autre au niveau du mollet. Le premier a été observé chez un homme qui faisait lit commun avec un syphilitique, le second chez une jeune femme qui le contracta dans des circonstances dignes d'être notées à cause du mode particulier de contagion. Ayant été blessée à la jambe pendant un repas par un éclat de verre, et craignant à cause de la vive douleur qu'elle éprouvait qu'un fragment ne fût resté dans la blessure, cette malade accepta l'offre d'un convive qui proposa de pratiquer la succion de la plaie pour en extraire le corps étranger. Mais quatre semaines plus tard parut dans ce point un chancre bien caractérisé dont il fut facile de reconnaître l'origine en constatant que l'opérateur trop complaisant était atteint à ce moment de syphilides dans la bouche. »

Comme on le voit, le champ est vaste et le siège du chancre, en ayant parfois l'étiologie la plus fantaisiste, peut être des plus inattendus. C'est pour cela qu'il peut être de quelque utilité de passer en revue les régions, les unes après les autres, pour lesquelles le chancre syphilitique a montré quelque préférence.

CHANCRES SYPHILITIQUES DE LA BOUCHE
ET DE SES ANNEXES.

Gibert (1) s'exprime ainsi au sujet des accidents syphilitiques qui ont la bouche et ses annexes pour siège :

« La bouche est le plus ordinairement le siège d'ulcères consécutifs ; dans quelques cas pourtant on peut en rencontrer aussi de primitifs, non seulement sur les lèvres, mais encore sur la langue et même dans la profondeur du gosier. Il suffit pour cela que le virus ait été directement déposé sur ces parties, mais on conçoit que c'est surtout la contagion des accidents consécutifs qui peut s'opérer par cette voie. D'ailleurs, dans plus d'une circonstance, on ignore si le mal développé par le contact a pour origine un accident primitif ou secondaire. Ainsi nous avons vu une jeune fille chez laquelle des ulcères syphilitiques étaient formés à l'isthme du gosier à la suite de l'embrassement forcé qu'elle avait subi de la part d'un soldat qui lui avait enfoncé sa langue dans la bouche. Ainsi, quelques ulcères de la langue peuvent aussi être contractés par le baiser, par l'usage d'un instrument passé instantanément d'une bouche malade à une bouche saine. »

M. Lancereaux, dans son Traité historique et pratique de la syphilis, rapporte, page 630, l'opinion d'anciens auteurs : « Torella, dit-il, fait mention de la transmission de

(1) Gibert. Traité pratique des maladies de la peau et de la syphilis. 3e édit. Paris, 1860.

la syphilis par les baisers. Il en attribue l'origine à des lésions des lèvres ou du visage, ou de la bouche, soit d'une nourrice ou de toute autre personne, car les nourrices ont souvent l'habitude d'embrasser les petits enfants.

« Fernel parle également de ce mode de contagion à propos duquel Bénédictus Victorius écrivait en 1581 : « Je sais d'expérience qu'un jeune homme jouissant d'une santé irréprochable avait coutume d'embrasser une femme malade, depuis longtemps, de la vérole ; il contracta la maladie sans cependant avoir jamais eu d'autres rapports avec elle. » (*De morbo gallico.*, lib. I, cap. II).

Le chancre syphilitique de la bouche est une lésion des plus fréquentes. La collection du musée pathologique de l'hôpital Saint-Louis contient des moulages qui sont intéressants à étudier. Les chancres des lèvres y sont nombreux comme on va voir.

C'est d'abord la pièce 104 : chancre induré de la lèvre supérieure (partie médiane) ; année 1868. Service de M. A. Guérin. — Pièce 214 : chancre induré de la commissure labiale gauche, de la grandeur d'une pièce de un franc ; année 1871 ; service de M. Guibout. — Pièce 167 : chancre syphilitique de la lèvre supérieure (côté gauche) de forme circinée ; 2 janvier 1874 ; collection particulière de M. le professeur Fournier. — Pièce 374 : chancre induré de la lèvre supérieure droite ; année 1876 ; service de M. Hillairet. — N° 37 : chancre syphilitique de la lèvre supérieure ; impétigo périphérique, avril 1873 ; coll. part. de M. le professeur Fournier. — Pièce 561 : chancre syphilitique de la lèvre inférieure chez un homme de 64 ans (variété d'induration suppurative ; diagnostic confirmé par l'évolution ultérieure de la maladie.

Service de M. Besnier. — Pièce 3 : chancre induré de la lèvre inférieure, collec. part. du professeur Fournier. — Pièce 220 : quatre chancres syphilitiques des deux lèvres, Boit... (Marie), 23 ; Saint-Alexis, 1874 ; coll. part. de M. le professeur Fournier. — Pièce 200 : chancre syphilitique de la lèvre inférieure ; 29 juillet 1874 ; coll. part. du professeur Fournier. — Pièce 189 : chancre syphilitique de la lèvre inférieure ; 24 juin 1874 ; coll. part. du professeur Fournier.

On peut ranger dans les chancres de la bouche un chancre infectant de l'amygdale droite, reproduit dans la pièce 306, n° 22 ; Saint-Louis, 14 nov. 1876 ; service de M. le professenr Fournier.

Pièce 343 : chancre syphilitique de la langue ; coll. part. professeur Fournier.

En tout : 13 cas.

Le soufflage du verre mérite, au sujet du chancre des lèvres, une mention spéciale. Rollet cite plusieurs faits de syphilis propagée chez des ouvriers verriers par la *canne* qui sert à souffler les bouteilles. Le premier fait concerne un nommé Jean J..., deuxième souffleur dans une usine de Rive-de-Gier et qui se présenta à l'Antiquaille de Lyon avec un chancre induré de la lèvre inférieure et une adénite sous-maxillaire. Les détails que donna le malade et le siège de son chancre firent supposer qu'il avait pu être infecté dans l'exercice de sa profession. Il résulta de l'enquête faite en vue d'éclairer la question, que l'auteur de la contagion était Antoine S..., premier souffleur qui, à la suite d'un chancre primitif des parties génitales, avait eu des syphilides de la gorge. Le troisième souffleur, F..., marié et père de famille avait également pris la syphilis à

cette source et l'avait communiquée à sa femme. De 1858
à 1864, Rollet vit quinze cas de ce genre.

« J'appellerai l'attention, écrit M. Martineau (1), sur
un nouveau moyen de transmission syphilitique que je
viens d'observer sur une malade de mon service. Il s'agit
d'une jeune femme de chambre qui a contracté la syphilis
par la bouche en parlant dans le cornet d'un tube acousti-
que établi dans un hôtel occupé par ses maîtres. Or,
comme cet appareil se généralise depuis quelques années
dans les appartements, dans les maisons, il y a là un
moyen de transmission syphilitique qui peut devenir
très fréquent, et qui, ainsi que les autres exemples signa-
lés dans les livres scientifiques, montre en dehors des
rapports sexuels le danger qui menace la société par suite
de la propagation si considérable de la syphilis et l'ur-
gente nécessité de la limiter, de la restreindre. »

Dans l'observation suivante qu'a bien voulu nous com-
muniquer un de nos amis le Dr Vicente, il a été impossible
de savoir comment l'inoculation s'est opérée.

Observation transmise par M. le Dr Vicente. (Inédite.)

La nommée B..., 24 ans, femme de chambre; hérédité et anté-
cédants, rien de particulier.

Elle reçoit les soins du Dr Vicente en septembre 1876.

Depuis quinze jours ou trois semaines elle porte sur les joues
deux ulcérations qui présentent en ce moment la largeur d'une
pièce de 0,50 centimes. Ces ulcérations sont l'une à droite et l'autre
à gauche, parfaitement symétriques et placées à la partie moyenne
d'une ligne allant de la commissure des lèvres à l'angle de la
mâchoire. La malade les panse depuis huit jours avec de l'onguent
de la mère qui en a un peu modifié la teinte; elles sont arron-

(1) De la propagation de la syphilis et de sa prophylaxie. Paris,
1881. — F. Malteste et Cie. Dr Martineau.
　Guignard.

2

dies, à bords non surélevés ; le fond est rougeâtre, non bourgeonnant et un peu déprimé, donne une suppuration tenue ne formant pas de croûtes. Les bords à la pression présentent de l'induration. Les ganglions sous-maxillaires sont augmentés de volume, durs, et non douloureux. On ne remarque pas de lymphangite.

La malade, au début, n'a point observé la formation d'abcès ayant donné issue à du pus. Elle a remarqué les ulcérations quand elles ont été de la largeur d'une lentille ; elle les a vues s'agrandir peu à peu.

Elle se plaint actuellement de céphalalgie, de perte des forces, d'inappétence ; pas de douleurs ostéocopes, pas d'exostoses, rien qu'on puisse rattacher à une syphilis antérieure.

Le diagnostic ne fut pas fait tout d'abord.

La première idée qui vint à l'esprit, celle de gomme ulcérée, ne pouvait en conséquence être suffisamment justifiée.

Une pommade au calomel guérit les deux plaies, qui ont laissé une cicatrice un peu déprimée, d'abord brunâtre plus tard rosée ; mais ces cicatrices sont toujours visibles.

La malade a été revue deux ans après et elle les présentait encore d'une façon très manifeste.

Le mois suivant, en octobre 1876, la malade offrit une roséole des plus caractérisées sur tout le corps ; elle dura près d'un mois, passant de la teinte rosée à la teinte fauve avant de s'effacer complètement.

Cette fois le diagnostic put être posé d'une façon précise.

On avait eu affaire à deux chancres indurés de la face.

Quant à la cause de ce siège insolite, il fut impossible de la découvrir, la malade ayant éludé les questions qui lui furent posées à ce sujet.

Soumise au traitement mercuriel (liqueur de Van-Swieten) pendant quatre mois, elle n'en présente pas moins, vers le mois de janvier suivant des plaques muqueuses au pharynx, à l'anus, à la vulve. A cette époque la vulve examinée ne présentait pas de cicatrice qui put rappeler l'existence d'un chancre.

Des cautérisations au nitrate d'argent firent disparaître ces plaques muqueuses.

Un mois après croûtes épaisses et verdâtres, sur le menton et vers les commissures. Elles disparurent avec des onctions d'onguent napolitain.

La malade continue la liqueur de Van-Swieten et prend en outre un gramme d'iodure de potassium par jour.

Le traitement antisyphilitique dure près de deux ans.

En 1879 cette malade se marie. Elle accouche au commencement de l'année 1881 d'un enfant qui eut d'abord les apparences de la santé. Cet enfant envoyé en nourrice à la campagne est atteint vers l'âge de deux mois, d'une éruption généralisée à toute la surface du corps, à la face et au cuir chevelu, éruption polymorphe consistant en certains points en plaques de roséole, ailleurs en papules groupées plus ou moins grosses, teintée par place en rouge cuivré. Cette éruption est ça et là le siège d'une desquamation foliacée, squames minces, larges et lamelleuses. Quelques papules sont entourées d'un cercle de desquamation ressemblant à une collerette. Il existe un intertrigo très intense, aux fesses, à la vulve ; quelques bulles de pemphigus aux pieds (?) pas d'onyxis, mais il y a du coryza et de la blépharite ciliaire. Le cuir chevelu est le siège d'une suppuration abondante. La voix est rauque (voix de trompette). L'état cachectique n'est pas encore très prononcé. L'enfant meurt un mois après environ. On n'avait commencé le traitement mercuriel que quinze jours avant la mort.

(Cette dernière partie de l'observation, concernant l'enfant, a été communiquée par le Dr Bénicy de Guignes (Seine-et-Marne).

CHANCRES SYPHILITIQUES DE LA POINTE DE LA LANGUE.

L'observation qui suit et que nous devons à l'obligeance de M. Méricamp, interne de M. le professeur Fournier à Saint-Louis, est intéressante en ce que le chancre, dès le début, ne pouvait être pris que pour un chancre simple et non pour un chancre syphilitique. La roséole qui ne tarda pas à apparaître put seule convaincre les incrédules.

Chancre syphilitique de la pointe de la langue. (Observation recueillie par M. Mericamp, interne du service) (inédite).

Le nommé B..., âgé de 62 ans, cocher, est entré le 3 février 1882 à l'hôpital Saint-Louis lit n° 58 (bis) service de M. Fournier. Homme fort, trapu, à la face rouge. Un chancre simple il y a environ 15 ans. Point de syphilides antérieures.

Il y a trois semaines le malade a constaté l'existence d'un bouton sur la pointe de la langue, au niveau de la seconde incisive latérale gauche. Il n'a jamais eu de bouton semblable. Ce bouton avait la dimension d'un petit pois. Il était blanchâtre, très douloureux, gênant la mastication et l'articulation des mots. Ce bouton fut ouvert au moyen d'une épingle. Il en sortit un peu de

« matière » et du sang. Mais il ne guérit pas ; à la place s'installa une ulcération d'abord petite pour laquelle le patient alla consulter un médecin de la compagnie des omnibus. Celui-ci conseilla des applications d'eau blanche et l'ulcération ne fit que s'accroître.

État actuel. — Au niveau de la pointe de la langue est une ulcération de forme ovoïde a grand axe transversal. Le raphé de la langue tombe sur le milieu de son grand axe. Elle va de la canine du côté droit à la canine du côté gauche. Le grand axe de l'ulcération a 2 centim. et demi de longueur: son petit axe 1 c. et demi. Elle occupe avons-nous dit la pointe de la langue, mais de la façon suivante. Elle n'occupe pas seulement la tranche de cette ponite, elle empiéte de 4 à 5 millimètres, et sur la face supérieure et sur la face inférieure de l'organe. Les bords sont nettement dessinés et parfaitement réguliers, nullemement anfractueux sans élévation se continuant par une pente insensible avec la surface de l'ulcération. L'ulcération, superficielle du reste, a un fond grisâtre, floconneux, comme duveté ; ce fond est plutôt uni ; mais la pointe de la langue étant en contact permanent avec les incisives et les canines inférieures, et deux incisives manquant, il en résulte que l'ulcération est creusée de sillons au niveau des dents dont elle a subi l'empreinte ; et ce n'est pas là une simple impression qui existe au niveau de la canine droite. C'est une véritable cavité d'ulcération, cavité conique de 2 millimètres environ de profondeur.

L'ulcération présente en outre les caractères suivants. Si on vient à la toucher ou si elle heurte les dents, elle saigne par places : cet écoulement léger se traduit par un piqueté ou un semis hémorrhagique ; Point de douleurs vives, point de douleurs dans l'oreille Le malade est plutôt gêné que souffrant. La langue a subi des modifications d'ensemble : elle a la forme spatuleuse du bec de canard. C'est dire que sa partie antérieure est plus large, plus étalée et plus renflée que les parties postérieures ; sur une étendue de 2 centimètres environ à partir de la pointe, la langue est d'un rouge vif. Si on la saisit entre les doigts on sent manifestement quelle est en ce point épaissie et indurée. Cette induration (qui supporte l'ulcération) s'étend du bord droit au bord gauche de la langue et en arrière jusqu'à deux centimètres de la pointe ulcérée.

Il existe de la glossite et aussi de la gingivite. Peut-être parce que le malade fume à outrance la pipe courte ; peut-être aussi parce que les dents sont mal entretenues et quelques-unes en mauvais état et branlantes.

M. Fournier, après avoir éloigné le diagnostic d'épithéliome et celui d'ulcération d'origine dentaire porte le diagnostic de chancre syphilitique, mais s'abstient de tout traitement, les caractères de l'ulcération n'étant pas les caractères classiques du chancre syphiltique. L'ulcération en effet n'a ni la superficialité ni le fond régulier du chancre syphilitique ; elle saigne au moindre contact, et l'induration qui la supporte est plutôt une induration inflammatoire que l'induration du chancre syphilitique.

D'autre part il existe bien des ganglions dans les deux loges sous-maxillaires : mais cette adénopathie n'a rien de caractéristique ; les ganglions sont peu nombreux (2 au plus de chaque côté) et remarquablement petits. Cependant M. Fournier maintient le diagnostic de chancre syphilitique, et l'attribue à l'usage que le malade fait fréquemment de la pipe du voisin ; il fait observer que les adénopathies syphilitiques sont très peu développées, chez les personnes âgées. Et de fait, 13 jours après, le diagnostic se confirme : la roséole, et quelques papules apparaissent sur le tronc et sur les membres. Il n'y a plus d'hésitation possible. Quant à l'ulcération, elle est très améliorée ; elle est devenue très superficielle et son fond est uni.

CHANCRES SYPHILITIQUES DU MENTON.

Au musée de l'hôpital Saint-Louis, pièce 246, chancre syphilitique du menton, région médiane forme croûteuse ; coll. part. du professeur Fournier.

Il nous a été donné de suivre à Cochin dans le service de M. Desprès deux malades dont les observations suivent :

Hôpital Cochin. Service de M. Després. (Observation recueillie par M. Cochez, interne du service (1).)

Le nommé D... (Jean), âgé de 54 ans, maçon, n'ayant aucun antécédent ; ni chancres, ni chaudepisses antérieures, sobre et d'habitudes tranquilles, n'ayant pas vu de femmes depuis deux mois, se fit raser chez un barbier le 11 juillet 1880. Le malade

(1) Cette observation a paru dans Paris médical du 26 novembre 1880.

s'aperçut très bien en sortant d'être rasé qu'il avait trois coupures sur le menton.

Le 13. D..., enleva les trois petites croûtes qui s'étaient formées sur les coupures.

Le 14. Il se fait raser de nouveau et ses écorchures saignent.

Le 25. Le malade qui n'avait vu aucune femme, vit une tuméfaction au niveau de chaque écorchure, il y appliqua des cataplasmes. Malgré cela il vit des petits boutons se former autour des ulcérations. Vers cette époque au dire du malade, il y eut sur tout le corps des rougeurs qui ne durèrent que quelques jours. Dans les derniers jours d'août il y eut un peu de fièvre.

Le 1er septembre. — Le malade entre à l'hôpital. Il présente sur le menton trois ulcérations entourées de callosités rouges et modérément dures.

La première ulcération, située à droite de la ligne médiane a l'étendue d'une pièce d'un centime ; ses bords sont taillés à pic, le fond est gris et recouvert de sérosité, les bords de l'ulcération font une saillie qui se confond avec le pourtour saillant de l'ulcération située à gauche.

Cette deuxième ulcération, grande comme une pièce de deux francs, est allongée, plus creuse que la précédente et a des bords épais, taillés à pic et elle est recouverte d'une sérosité louche sur un fond grisâtre ; la troisième ulcération très petite est entourée d'une large plaque de peau hypertrophiée, située un peu au-dessus de la seconde, présentant un aspect granulé, molasse et donnant au doigt la consistance d'un kéloïde ; toutes les parties de la peau qui étaient tuméfiées et entouraient les ulcérations avaient la coloration rouge clair de l'érythème simple. Ces ulcérations n'étaient pas douloureuses.

Il y avait sous le menton un petit ganglion dur ; il n'y en avait pas ailleurs ; le malade ne présentait aucun autre symptôme ailleurs. C'était du reste un homme d'une belle santé.

. . . .

Observation recueillie par M. Cochez. Consultations de l'hôpital Cochin. (Service de M. Després.)

X..., âgé de 22 ans. Pas d'antécédents ; jamais de chancres. Il arrive de province à Paris, en mai 1880 ; il n'a pas eu de rapports sexuels depuis deux mois environ.

Pendant son séjour à Paris il se faisait raser tous les deux jours et ne se rappelle pas avoir été coupé.

Vers le 12 juillet apparaît une petite croûte dans le sillon qui sépare le menton de la lèvre inférieure. Cette croûte est déchirée par les ongles du malade et laisse sous elle une ulcération allongée et étroite à fond grisâtre, à bords durs, d'une couleur un peu violacée, taillés à pic. La surface de cette ulcération suinte à peine un peu de pus mal lié. Deux jours après l'apparition de cette croûte, c'est-à-dire, le 14 juillet, une autre croûte apparaît sur la partie inférieure du menton ; elle recouvre aussi une ulcération analogue à la précédente. La lèvre inférieure est le siège d'un gonflement marqué.

Presqu'en même temps le malade s'aperçoit qu'une tumeur dure, roulant sous le doigt, occupe la partie inférieure du menton, c'est le retentissement sur le ganglion sus-hyoïdien médian. Quelque temps plus tard les ganglions sous-maxillaires se prennent à leur tour.

M. Després voit le malade vers le 10 août et diagnostique : chancres syphilitiques. Il cautérise ceux-ci avec la solution saturée de chlorure de zinc, quelques jours après la cicatrisation commençait.

Vers le 19 août paraît la roséole syphilitique qui vient ainsi confirmer le diagnostic porté par M. Després.

Vers la fin du même mois, plaques muqueuses confluentes à la gorge et à l'anus, que le malade a encore en ce moment, 15 octobre, quoiqu'il prenne un traitement mercuriel très suivi ordonné par le médecin du malade.

CHANCRES SYPHILITIQUES DU COU.

Le musée pathologique de l'hôpital Saint-Louis contient : Pièce 155 : chancre syphilitique de la région latérale du cou ; n° 14, salle Sainte-Thérèse, 22 juillet 1873 ; coll. part. du professeur Fournier. — Pièce 764 : chancre syphilitique de la région médiane du cou; coll. id.

CHANCRES SYPHILITIQUES DU NEZ.

« En 1876, écrit M. Jullien, le service de Fournier à Saint-Louis a offert un cas type d'*ulcus elevatum*, faisant saillie sur l'extrémité du lobule. Dans le même hopital a été observé un curieux exemple de chancre huntérien ayant amené une déformation complète d'une narine. Le néoplasme, d'un volume vraiment extraordinaire doublait le bord entier de l'aile du nez et l'ulcération s'était épanouie en éventail en empiétant sur les tissus du voisinage. Le fond, comme boursouflé et proéminent sur les bords, était d'un rouge musculaire très accentué avec quelques points ecchymotiques, et une apparence générale vernissée. » (Service de M. Hillairet) (1).

Le musée pathologique contient trois types de chancres du nez : — Pièce 265 : chancre syphilitique du bout du nez ; Gomb...(Hypp.), 31, Saint-Louis ; 21 fév. 1876 ; de la collection particulière de M. le professeur Fournier. — Pièce 178 : chancre syphilitique du dos du nez, de la grandeur d'une pièce de deux francs ; année 1870, service de M. Guérin. — Pièce 306 : chancre syphilitique de l'aile droite du nez ; 26 oct. 77 ; Laug... (Louis), 44, Saint-Louis, collection particulière de M. le professeur Fournier. — Pièce 355 : chancre du nez; Julienne Charles, entrée le 7 juillet 1879, enfant de 11 mois, n° 30, Saint-Thomas ; coll. part. de M. le professeur Fournier.

Souvent les chancres du nez ont été dus, comme dans le cas suivant, non à certaines caresses, mais à une rage féroce qui animait deux individus.

Observation recueillie à l'hôpital Saint-Louis. Service de M. Fournier. (Inédite.)

B... (Pierre), 22 ans, passementier, entre le 15 octobre 1881, à l'hôpital Saint-Louis, salle n° 68.

Rien du côté de l'hérédité. Ses père et mère sont sains, habitent la campagne et vivent encore.

Lui-même a joui jusqu'ici d'une très bonne santé. Il n'a eu ni

(1) Dr L. Jullien. Traité pratique des maladies vénériennes. J.-B. Baillière, 1879, p. 593.

chaudepisse ni rien à la verge. Ses organes génitaux sont en effet en bon état. Il n'a jamais eu de boutons à la peau. C'est un homme brun, bien constitué, vigoureux.

Il y a trois mois environ dans une rixe, venue au sujet d'une femme mal famée, il a été mordu au nez par un individu qu'il dit être le souteneur de la femme et qui avait, selon lui, mal dans la bouche.

La morsure a atteint l'aile droite du nez. Elle n'a pas saigné ou qu'à peine au moment où elle a été faite. Cependant elle s'est enflammée d'une façon progressive, la plaie s'est indurée et elle n'a pas tardé à offrir toutes les apparences d'une verrue (expression du malade), que le malade s'est mis à écorcher.

Le malade dit avoir eu quelques vomissements le matin à la suite de cette morsure. Mais il convient de les attribuer à un état pituiteux.

Il n'a pas jusqu'ici remarqué de mal de gorge.

Les ganglions sous-maxillaires sont engorgés, durs, non douloureux. Il y a à peu près un mois que cette adénite a été remarquée du malade.

Il existe dans la région sus-hoyïdienne gauche deux plaques de la largeur l'une d'une pièce de dix centimes, l'autre d'une pièce de cinq centimes. Ces plaques sont recouvertes de croûtes et leur base n'est pas indurée.

Le 18 octobre, la plaie du nez présente une large ulcération aplatie. Elle est de la dimension d'une pièce de deux francs. Les bords en sont rougeâtres, luisants et présentent dans leur voisinage un empâtement assez régulièrement distribué, d'une couleur rouge violacée. Le fond, aplati, est gris-janâtre comme lardacé : il donne un pus sanieux. Au niveau de la cloison, les bords de la plaie font un léger bourrelet qui surplombe la lèvre supérieure.

Le diagnostic syphilis a été fait à son entrée à l'hôpital Saint-Louis. La plaie est pansée au calomel. Le malade prend deux pillules de protoïodure par jour.

Une roséole est venue quatre jours après la rédaction de cette observation confirmer le diagnostic.

CHANCRES SYPHILITIQUES DE LA RÉGION TEMPORALE ET FRONTALE.

Il existe au musée de l'hôpital Saint-Louis, sur un moulage en cire, pièce 413, un chancre de la région frontale, année 1876. Service de M. Vidal.

Le moulage 307 nous présente un chancre syphilitique de la région préauriculaire, 19 novembre 1875. Service de M. Fournier.

Néanmoins ces chancres sont assez rares. Aussi est-ce une bonne fortune pour nous de pouvoir reproduire l'observation suivante que nous devons à l'obligeance de M. Méricamp.

Observation recueillie par M. Méricamp, interne du service. — Chancre syphilitique de la région temporale droite. Adénopathie symptomatique; syphilide acnéiforme.

Hôpital Saint-Louis, salle Saint-Louis, n° 73. Service de M. le professeur Fournier.

Le nommé D..., âgé de 18 ans, journalier, est entrée le 11 février 1882. Le malade a toujours joui d'une bonne santé. Il raconte qu'il y a trois mois, il a été heurté par une planche au niveau de la région temporale droite, un peu au-dessus et en arrière de la queue du sourcil. Il en est résulté une écorchure qui n'a point guéri et qui a dégénéré en une ulcération, l'ulcération a simplement été pansée au diachylon. Elle est guérie depuis un mois; sa cicatrisation a donc demandé deux mois, et la cicatrice que l'on aperçoit aujourd'hui est manifestement celle d'un chancre syphilitique,

Ce malade ignore absolument de quelle façon s'est faite la contagion. Il raconte qu'il avait comme camarade de lit un homme qui avait eu des chancres; ce camarade, a à plusieurs reprises, pansé l'écorchure, peut-être l'inoculation s'est-elle faite par ce moyen?

État actuel. — Cet individu présente au-dessus et en arrière de la queue du sourcil droit, une élevure qui offre les caractères suivants :

Elle a la dimension d'une pièce de deux francs; sa couleur est rouge sombre ; sa forme circulaire. Elle fait une saillie de 1 à 2 millimètres sur les téguments voisins. La partie centrale est légèrement déprimée et comme entourée d'un cadre rigide d'une largeur de 2 centimètres environ. Induration sous-jacente. Cette induration, qui ne dépasse pas les limites du chancre, a comme étendue, comme forme et comme résistance les caractères de l'induration pathognomonique du chancre syphilitique.

Au-desssus du lobule de l'oreille, il est facile de constate la présence d'un ganglion mobile, dur, indolent. D'après les renseignements fournis par le malade, il peut remonter à cinq semaines. Ce ganglion est devenu légèrement douloureux depuis qu'on a badigeonné la région avec de la teinture d'iode.

Point d'alopécie. Point de céphalée.

La peau du malade présente des syphilides papuleuses, granuleuses (syphilide acnéiforme), à petites papules, qui remontent à quinze jours. Elles occupent surtout le tronc ; elles sont discrètes aux cuisses ; plus marquées aux jambes. Elles ont respecté le cou et la face.

Rien à la bouche, ni à la gorge ; rien à l'anus.

Traitement. — Bains simples, 1 pilule de protoïodure par jour.

CHANCRES SYPHILITIQUES DES PAUPIÈRES.

Nous avons eu l'occasion d'observer un chancre palpébral déjà cicatrisé chez un jeune malade de la Charité, service de M. le professeur Gosselin. Ce chancre, qui siégeait au bord libre de la paupière droite (grand angle de l'œil), s'est vite accompagné, malgré le traitement, d'accidents secondaires assez graves. Le gonflement de la paupière était très marqué, la cicatrice était très indurée. Le malade n'avait pu nous fournir aucun renseignement sur la façon dont ce chancre lui était arrivé. Voici son observation :

Observation de chancre palpébral. (Inédite.)

Princhard (Jules), 23 ans, serrurier, bonne constitution, pas d'antécédents héréditaires, entre le 20 septembre 1881, salle Sainte-Vierge, lit n° 1 *bis*. Comme antécédents personnels, rien de particulier, car il fut bien portant jusqu'en août 1881. Son chancre induré de l'œil droit date du 25 août. Le 18 novembre, ganglions suppurés extra-mastoidiens à droite. Erysipèle à droite ; point de départ à l'abcès. Tout l'abdomen est couvert d'une éruption papuleuse intense. Le malade se plaint de céphalée.

Le 21 décembre il quitte la [Charité pour aller à Vincennes ; il présente des plaques muqueuses pharyngiennes.

Le 30. Il rentre à l'hôpital.

4 janvier. Son éruption papuleuse s'est développée considérablement. Elle a envahi la figure, le tronc et tous les membres. Le cuir chevelu est indemne sauf quelques croûtes développées sur la partie postérieure gauche, ganglions engorgés d'une façon très manifeste à la partie inférieure latérale gauche en arrière du sterno-cléido mastoïdien. On en sent également quelques-unes à droite, indolentes et agglomérés en pléiade.

Le 6. Apparition d'une épidimite secondaire, subaiguë, peu douloureuse, caractérisée par une induration et des nodosités de l'épididyme, surtout à la queue et à la partie moyenne de l'organe. Il n'y a pas d'épanchement dans la cavité vaginale. Pas d'écoulement concomitant.

Au moment de la seconde entrée à la Charité la lésion primitive de la paupière inférieure droite n'est pas encore guérie. Induration. Le bord ciliaire est épaissi, érodé, rouge, dépourvu de cils.

Le chancre palbébral a le plus souvent un début très obscur. Il est d'un diagnostic difficile et ce que racontent les malades ne peut servir encore qu'à l'obscurcir et à l'égarer. M. De la Personne, interne à la clinique ophthalmologique de l'Hôtel-Dieu, s'exprime ainsi dans le numéro de septembre-octobre 1881, des *Archives d'ophthalmologie* : « Le plus souvent l'ulcération occupera la paupière inférieure, face cutanée ou bord libre, mais avec tendance marquée à envahir du côté de la peau, ne donnant lieu qu'à un peu de rougeur de la conjonctive bulbaire. Elle pourra occuper une partie ou tout le bord libre, qu'elle détruit en partie, pour prendre finalement la forme d'un croissant à convexité inférieure. On retrouvera ici tous les signes classiques, bords taillés à pic, fond grisâtre, gonflement périphérique très accentué, induration parcheminée à la base. Quant à l'adénopathie spéciale, il faudra la rechercher non pas seulement vers le ganglion préauriculaire; elle siégera le plus souvent à l'angle de la mâchoire ou dans la région maxillaire. On sait en effet que les lympathiques de la paupière inférieure et de l'angle interne se rendent, en suivant la veine faciale, dans les ganglions sous-maxillaires et sterno-mastoïdiens. »

Dans ce travail sur le chancre palpébral, M. De la Personne cite les trois observations suivantes que nous lui empruntons :

OBSERVATION I. — Recueillie par M. Barthélemy, chef de clinique de M. Fournier. (Résumée.)

X..., homme, 28 ans, cocher, se présente à la consultation au mois de mai 1880. Ulcération du grand angle de l'œil, s'étendant davantage sur la paupière supérieure que sur l'inférieure et ayant envahi la caroncule lacrymale. Induration et gonflement de la paupière supérieure. Pas d'injection des vaisseaux de la conjonctive. Adénopathie préauriculaire et sous-maxillaire. L'affection avait débuté depuis quinze jours et avait été prise pour un orgeolet; le malade ne souffrait pas et était incommodé seulement par la persistance de l'ulcération. Le diagnostic porté par M. Fournier fut « chancre syphilitique. » La durée fut de six semaines. Persistance de l'induration longtemps après la guérison. Pas d'épiphora. Les accidents secondaires surviennent à la fin de juin, deux mois environ après l'apparition du chancre. Le malade a été revu il y a quelques mois, il avait alors quelques plaques muqueuses de la gorge.

OBSERVATION II. — Service de M. Panas.

X..., 38 ans. Cet homme se présente à la consultation le 18 février 1881. Depuis plusieurs mois il avait une blépharite chronique pour laquelle il a été traité en province. Il y a quinze jours il a remarqué sur la partie moyenne de la paupière inférieure gauche, un petit bouton recouvert de croûtes que le malade a plusieurs fois arrachées. Peu à peu l'ulcération a grandi, renversant la paupiète. Larmoiement, démangeaisons assez vives. Aujourd'hui l'ulcération s'étend sur toute la longueur de la paupière inférieure depuis l'angle externe jusqu'au point lacrymal.

Le bord de la paupière est déchiqueté ; l'ulcération descend à 15 millimètres environ du bord libre. Le fond est rouge, bourgeonnant. Mais il est vrai de dire que l'ulcération a été cautérisée plusieurs fois au nitrate d'argent. Induration très marquée ; adénopathie sous-maxillaire.

Depuis dix semaines le malade avait des rapports avec une femme que nous avons demandé à examiner. Elle présente de nombreuses plaques muqueuses à la bouche, à la vulve et à l'anus. L'ulcération a beaucoup diminué ; l'induration et l'adénopathie persistent. Il a eu depuis quelques jours un peu de fièvre le soir. Il présente une magnifique roséole du tronc et de la partie supérieure des cuisses. On institue le traitement mixte. Pommade au calomel.

Observation III. — Service de M. Panas.

X... femme, 23 ans, sans profession, habite le quartier latin. Consultation du 12 février. Se plaint seulement d'un peu de larmoiement et d'une petite ulcération de l'angle externe de l'œil droit. Elle aurait consulté un spécialiste qui voulait, dit-elle, lui faire une opération. L'ulcération est localisée au bord libre, étendue de l'angle interne jusqu'aux points lacrimaux. Pas de rougeur de l'œil ; la caroncule est saine. Induration assez marquée. Ganglion préauriculaire. La malade est tenue en observation.

Le 12 mars, apparition d'nne éruption papulo-squameuse. Plaques muqueuses de la gorge, des lèvres et des parties latérales de la langue. Traitement mixte. Revue au 1er avril. Le chancre est guéri. Il reste un peu d'induration et du larmoiement.

Ajoutons à ces cas celui que M. le Pr Fournier constata chez un médecin atteint d'un chancre du cul-de-sac inférieur palbébral. Sept semaines après le début de la lésion, on constatait une induration parcheminée des plus typiques. Cette induration nettement circonscrite présentait l'étendue et la forme d'une amande. Le cartilage, épais d'un millimètre environ, doublait en ce moment les téguments.

Cette observation est citée tout au long dans l'excellente thèse de M. le Dr Savy (Contribution à l'étude des

éruptions de la conjonctive, 1876). Voici décrites exactement les lésions de la paupière chez ce médecin au moment où il vint consulter M. Fournier : « A ce moment il
ne reste plus trace de l'érosion conjonctivale, cicatrisée
depuis un certain temps. Une rougeur vive d'un ton très
sombre est seulement appréciable à ce niveau et s'irradie
sur les parties voisines. La conjonctive oculaire est encore
notablement injectée. La vision est un peu trouble ; mais
ce qui me frappe le plus, c'est l'existence au point même
qui a été le siège de l'érosion primitive, d'une *induration
parcheminée* des plus nettes et des plus typiques. Cette
induration est nettement circonscrite et s'arrête brusque-
ment sans se confondre par transition avec les tissus voisins. Elle présente l'étendue et la forme d'une amande à
grand axe dirigé horizontalement. De plus, elle offre au
toucher une rénitence tout à fait spéciale, rénitence sèche,
élastique, comparable à celle du cartilage. On croirait
qu'un disque de cartilage épais d'un millimètre environ
double en ce point la paupière. En un mot, c'est un type,
je le répète, d'induration chancreuse parcheminée, et il
n'est guère douteux, d'après les données fournies par la
seule exploration, qu'un chancre se soit produit en ce
point, quelqu'insolite et bizarre d'ailleurs que puisse paraître cette localisation.

« Un autre signe, et celui-ci très important, confirme
cette manière de voir. Exactement au devant de l'oreille, à
1 centimètre en avant du tragus, se trouve un ganglion
de la grosseur d'une petite olive, indolent, dur et mobile
sous le doigt (*bubon pré-auriculaire*). En arrière du ganglion et inférieurement, on en trouve un second un peu
plus volumineux, également dur, indolent et mobile.

» Tout s'accorde donc à confirmer le diagnostic d'un

chancre conjonctival, à savoir : commémoratifs, production d'une érosion quelque peu persistante ; persistance d'une induration caractéristique ; adénopathies symptomatiques, présentant le caractère habituel de l'adénopathie du chancre syphilitique ; apparition d'accidents de forme secondaire exactement à l'époque où ces accidents ont coutume de se montrer à la suite du chancre. De sorte que, sans hésitation, je crois pouvoir exprimer à mon honorable confrère la double expression suivante : 1° qu'il est affecté manifestement de syphilis ; 2° que très certainement aussi cette syphilis a pris son origine dans son chancre parcheminé de la conjonctive oculo-palbébrale. »

Le Dr Desmarres, dans son traité des maladies des yeux, cite deux observations analogues : l'une, d'une brodeuse de 34 ans, qui portait au grand angle de l'œil gauche, dans l'épaisseur de la paupière supérieure, une petite tumeur de la grosseur de trois grains de chenevis présentant l'aspect et la forme d'un orgeolet. (Cette malade ne présentait rien de suspect aux organes génitaux. Elle avait un engorgement bien manifeste, non douloureux, des ganglions préauriculaires et sous-maxillaires ;) l'autre observation est celle d'une sage-femme, âgée de 30 ans, qui présente au milieu de la conjonctive de l'œil gauche une tumeur un peu allongée du volume d'un pois vert, et au sommet de laquelle existe une ulcération à bords déchiquetés et taillés à pic et donnant un peu de pus. Un ganglion préauriculaire de la grosseur d'une aveline vient aider le diagnostic.

CHANCRES SYPHILITIQUES DU SEIN.

Un des premiers auteurs qui parlent de la possibilité de

la contagion par la mamelle, est Gaspard Torella en 1497.
Après avoir soutenu contre les idées astrologiques que le
mal (vérole) ne se donne que par le contact : « per contac-
« tum hunc evenire, sicut scabies quæ per contactum infi-
« cit, » cet auteur affirme que le mal pénètre le plus souvent par les organes génitaux « ut plurimum inficiuntur
« pudenda ; » mais qu'il peut pénétrer par toute autre partie, « nam quod immediate tangitur a putrido, putrescit. »
A l'appui de son dire, et c'est là surtout ce qui nous inté-
resse, il donne ce qui se passe chez les enfants et les nourrices : « ut videtur in pueris lactantibus, in quibus prima
« infectio apparet in ore aut facie, et hoc accidit propter
« mammas infectas, aut faciem, aut os nutricis seu alicu-
« jus alterius. Solent enim nutrices sæpius infantes oscu-
« lari, et sæpius vidi infantem infectum hoc morbo multas
« nutrices infecisse. » Jacob de Catanée reconnaît aussi
en 1505 que les enfants et les personnes qui les soignent
peuvent se donner mutuellement la syphilis. Il admet
d'ailleurs pour eux, un mode de contagion qui devait être
excessivement rare alors, et n'a peut être jamais lieu aujourd'hui : « causa est longa mora et assidua dormitio cum
« infecta, vel infecto, sine coitu. » La première observation de chancre du sein fut publiée en 1554 par Amatus
Lusitanus. Nous voyons dans ce cas une femme atteinte de
chancre céphalique donner le jour à un enfant syphilitique. Celui-ci donne la vérole à sa nourrice, qui la trans-
met ensuite à son mari et à deux autres enfants qui infec-
tent à leur tour leurs mères.

Qu'il nous soit permis de citer ici une observation du
grand chirurgien, Ambroise Paré : « Une honnête et riche
femme pria son mari qu'il lui permit d'être nourrice d'un
sien enfant, ce qu'il lui accorda pourvu qu'elle prît une

Guignard.   3 autre nourrice pour la soulager à nourrir son enfant. Cette nourrice avait la vérole et la bailla à l'enfant, et l'enfant à la mère, et la mère au mari, et le mari à deux petits enfants qu'il faisait ordinairement boire et manger et souvent coucher avec lui. Or, la mère considérant que le petit enfant ne profitait aucunement, et qu'il était en cris perpétuels, m'envoya quérir pour connaître sa maladie qui ne fut pas difficile à juger, d'autant qu'il était tout couvert de boutons ou pustules et que les tétins de la nourrice étaient tous ulcérés ; pareillement ceux de la mère ayant sur son corps plusieurs boutons, semblablement le père et les deux petits enfants dont l'un était âgé de trois et l'autre de quatre ans. Hors déclarai au père et à la mère qu'ils étaient tous entachés de vérole, ce qui était parvenu par la nourrice, lesquels j'ai traités et furent tous guéris, reste le petif enfant qui mourut, et la nourrice eut le fouet sous la Custode, et l'eût eu par les carrefours n'eût été la crainte de déshonorer la maison. »

« Le chancre primitif du mamelon, écrit Rollet, est, il est vrai, assez fréquent chez les nourrices ; mais ce chancre vient généralement du nouveau-né qu'elle allaite, et celui-ci ne peut pas prendre une maladie dont il est l'auteur, et par laquelle il a déjà passé. J'ai cité (*Archives de médecine*, mars, 1859) un exemple de nourrice infectée par la succion exercée sur ses mamelons par un adulte ; mais, bien qu'il y ait d'autres observations analogues dans la science (Bourgogne, Relation d'une affection syphilitique communiquée à plusieurs femmes par la succion du sein, 1825, — et Ricord, Lettres sur la syphilis, p. 103), celles-ci sont au total peu nombreuses. »

(1) Rollet. Traité des maladies vénériennes, p. 609, Paris, Masson, 1865.

Nous ne partageons point l'avis de cet auteur. La propagation de la vérole par les femmes qui font ce singulier métier de faire les bouts de sein est loin d'être rare. Un médecin suédois, Sydow (1872), cite deux cas de chancres syphilitiques du sein chez deux femmes appartenant à des familles honorables. Sur l'indication d'une sage-femme elles s'étaient adressées à un homme de basse condition pour se faire sucer le sein. Cet homme avait des plaques muqueuses (V. Geffleburg, année 1879). (Communication du Dr Thomas, aide-bibliothécaire à la Faculté de médecine).

M. Ricord cite des cas de chancres du sein qui ont eu une origine vénérienne. Nous en avons vu un cas nous-même à la consultation de l'hôpital Cochin. Mais la source vraiment considérable du chancre du sein, c'est l'allaitement. Les fissures si fréquentes qui se font à cette région où la peau est fine et douce, le frottement, l'humidité, tout cela en fait un endroit prédestiné aux inoculations.

« Souvent, dit encore Ambroise Paré, on voit sortir les petits enfants hors le ventre de leur mère ayant la maladie vénérienne, et tost après avoir plusieurs fistules sur leur corps ; lesquels étant ainsi infectés, baillent la vérole à autant de nourrices qni les allaictent. » Liv. XIX, cap. 37.

Dans les moulages de la collection du professeur Fournier, au musée de l'hôpital Saint-Louis, il y a : — Pièce 108 chancre induré du sein, grandeur d'une pièce de un franc. — Pièce 109, chancre syphilitique du sein. Voisinage du mamelon. — Pièce 163, chancre syphilique (forme croûteuse) du bout du sein ; 5 novembre 1873, 23. Saint-Alexis. — Pièce 469, chancres syphilitiques (forme phagédénique) des deux seins (mamelons) chez une nourrice (1). — Pièce

(1) Voir plus loin l'observation, p. 40.

275, chancre multiple des seins (herpétiforme), 30 juillet 1877. Salle Saint-Thomas, 21 (1). — Pièce 348, chancre syphilitique du sein (forme papuleuse). — Pièce 243, chancre syphilitique du sein, 25 mai 1875. — Pièce 223, chancre syphilitique du sein, 23 décembre 1874. — Pièce 110, chancre induré du bout du sein.

En somme 9 cas.

Audoynaud dans sa thèse inaugurale (1869) rapporte une observation dans laquelle M. Fournier a eu à soigner cinq malades que nous allons voir figurer tour à tour. Voici les paroles du maître :

Observation.

Un jeune homme contracte la syphilis en 1862 et présente plusieurs accidents, dont les principaux sont : roséole, céphatée, plaques buccales à différentes reprises. Ce jeune homme tenait sa maladie d'une femme que j'avais eu l'occasion de soigner quelque temps auparavant et qui avait présenté des accidents multiples de syphilis constitutionnelle. (Roséole, plaques vulvaires, syphilides papuleuses.)

Le malade se marie malgré moi vers la fin de 1863. La jeune femme ne tarde pas à être infectée. Je la vois en août 1864 avec des accidents secondaires multiples malgré un traitement mercuriel dirigé depuis quelques mois par un autre médecin (plaques amygdaliennes, papules vulvaires, psoriasis palmaires, syphilides annulaires du tronc et des membres).

En dépit d'un traitement mercuriel assez rigoureux et scrupuleusement suivi, des accidents nouveaux se manifestent les années suivantes. Syphilides cerclées en février 1865, syphilides papulo-squameuses du menton en mars, syphilides cerclées du pouce en juin. Plaques linguales en avril.

Cette jeune femme devint enceinte en 1866 et accoucha d'un bel enfant en 1867. Cet enfant, contrairement aux conseils que j'avais formulés, fut confié à une nourrice.

Un mois environ après sa naissance, il commença à présenter

(1) Observation reproduite p. 43.

des boutons secs et confluents sur les fesses et les cuisses. Je le vois seulement à la fin de mai et je constate à cette époque sur les fesses et la face postérieure des cuisses un érythème assez confluent, de petites papules jaunes, cuivreuses, sur les jambes. Sur d'autres parties du corps quelques petites papules cuivreuses très accentuées, aucun autre symptôme.

Je diagnostique une syphilis et prescris immédiatement de cesser l'allaitement, de congédier la nourrice et de la remplacer par une chèvre.

Le conseil n'est pas suivi et ce n'est que le 12 juin seulement que l'allaitement par le sein est cessé et que l'enfant commence à téter la chèvre.

26 juin. L'éruption se fane d'une façon très notable, mais dans le pli interfessier existe une demi-douzaine de petites palpules rougeâtres érodées superficiellement. De plus, il s'est produit deux érosions linguales de la largueur d'une lentille. Cautérisation.

2 juillet. Seconde cautérisation des plaques linguales, l'éruption cutanée est complètement disparue.

Le 8. Erosions secondaires du palais. Friction avec onguent mercuriel, 3 grammes.

Les jours suivants, diarrhée. On continue le traitement. Bismuth. Lavement avec laudanum, 1 goutte.

La semaine suivante, disparition de tous les accidents. L'enfant tête avidemment la chèvre et sa croissance ne paraît rien laisser à désirer.

Pas de nouveaux accidents jusqu'au mois d'août, époque à laquelle je l'ai perdu de vue. J'ai su indirectement depuis qu'il s'était toujours très bien porté et que c'était actuellement un très bel enfant.

La nourrice qui avait dû cesser l'allaitement le 12 juin, époque à laquelle elle devait être remplacée par la chèvre, continua, paraît-il, à donner le sein à l'enfant pendant quelques jours, afin de ne pas laisser son lait se perdre.

Très soigneusement examinée par moi dans les semaines qui suivirent, elle ne présenta absolument rien d'apparent jusqu'au 8 juillet, époque à laquelle elle vint me consulter pour un petit bouton croûteux qui s'était produit depuis quelques jours sur son sein. L'examen antérieur datait du 2 du même mois. A cette époque, le sein ne présentait aucune lésion.

Cette petite croûte offrait le volume d'une tête d'épingle et ne présentait absolument aucun caractère spécial.

Les jours suivants, cette croûte persiste presque sans modifications.

Le 17, la croûte est un peu plus élastique et présente le diamètre de la plus petite lentille. Elle est d'un jaune brunâtre, très
adhérente, mais sans aucune induration à la base.

22 juin. La croûte prend le volume d'une lentille, elle est brune,
sa base s'indure d'une façon non douteuse. Rien dans l'aisselle.

Le 31, la croûte est tombée, laissant à nu une érosion mesurant
à peu près 0,005 de diamètre, rougeâtre, d'une teinte chair musculaire et reposant sur une base très indurée. Cette induration est
tout à fait caractéristique, sèche, élastique, chondroïde.

Dans l'aisselle correspondante, un ganglion volumineux.

Je n'ai plus revu cette femme à partir de ce jour, mais j'ai appris par la mère de l'enfant que, quelque temps après, elle avait
présenté une éruption de plaques rosées sur le corps, et qu'elle
avait dû quitter Paris, rappelée en province par son mari.

J'ai appris plus tard, mais d'une façon trop vague et trop indi-
recte pour pouvoir rien affirmer sur ce point, que cette femme
avait communiqué à son arrivée la syphilis à son mari.

Voici encore un fait pris dans les nombreuses observations de M. Fournier, et rapporté par le Dr Audoynaud
dans sa thèse sur la syphilis communiquée par l'allaitement. Ici ce n'est pas un nourrisson, mais bien un adulte
qui inocule une femme au sein.

Observation.

Une dame de 36 ans, veuve et vivant depuis longtemps dans une
continence absolue, se laisse toucher les seins par un homme
qu'on a su depuis (d'une façon indubitable) avoir été infecté de
syphilis et porteur d'ulcérations buccales à cette époque.

Cette dame, trois semaines après, vit paraître aux deux seins
de petits boutons qui ne la préoccupèrent pas parce qu'ils étaient
complètement indolents. Elle les prit pour des gerçures ou des
boutons insignifiants.

Ces boutons s'accrurent les jours suivants et se couvrirent de
petites croûtes. Elle se décida alors à voir un médecin, et je con-
statai ce qui suit :

Sein droit. Exactement à la base du mamelon, siègent deux petites croûtes brunâtres, allongées, mesurant, comme dimension,
l'une la grosseur d'une lentille, l'autre d'un grain de blé. Plus en
dehors, sur l'aréole, existe une croûte moins épaisse, régulière-

ment circulaire, d'une étendue un peu inférieure à celle d'une pièce de quatre sous.

Toutes ces croûtes sont très adhérentes, j'en soulève une légèrement avec le bout de l'ongle et j'aperçois au-dessous une érosion saignante sans caractères.

Sein gauche. Dans le sillon situé à la base du mamelon existent deux croûtes exactement semblables à celles du sein droit, un peu moindres en volume toutefois.

Les quatre petites croûtes que l'on remarque deux par deux sur les seins reposent sur une base qui est nettement indurée et donnent au doigt la sensation d'une rénitence élastique presque cartilagineuse.

La croûte de l'aréole est portée par une base nettement parcheminée.

Cet ensemble de symptômes ne me laissent guère de doutes sur le diagnostic. J'incline à penser que j'ai sous les yeux des chancres ecthymateux, variété assez commune en cet endroit, et je me confirme dans ce diagnostic par l'état des ganglions axiliaires. Dans chaque aisselle, en effet, on trouve un gros ganglion du volume d'une petite noix, dur et absolument indolent.

Traitement :

Pansements avec la pommade au calomel, bains.

Sous l'influence de ce traitement, les croûtes se détachent presque immédiatement et laissent à nu des érosions absolument superficielles, planes, rougeâtres, sans le moindre caractère spécial.

Cicatrisation en trois semaines.

Les accidents ultérieurs qu'il serait superflu de relater en détail confirment complètement ce diagnostic. D'une façon sommaire, ils consistent : en une roséole six semaines environ après le début des accidents, adénopathie cervicale, croûtes légères du cuir chevelu.

Dans les années qui suivent, deux récidives de syphilides cutanées légères.

M. le professeur Fournier a lu en 1877 (23 novembre) à la Société médicale des hôpitaux, une note relative à deux cas rares de chancres syphilitiques mammaires, note qui fut publiée par *l'Union médicale* du 9 février 1878. Dans la première observation il s'agit d'une femme qui a gagné la syphilis de son nourrisson. Chaque sein est le siège d'un chancre, accompagné d'adénopathie axillaire.

Deux chancres mammaires de forme phagédénique térébrante.

La nommée H. N... est admise, le 28 juin 1877, à l'hôpital Saint-Thomas (salle n° 26).

C'est une femme de 27 ans, de constitution moyenne, un peu pâle et amaigrie. Elle dit avoir joui d'une bonne santé jusqu'à ces derniers temps. Elle n'a éprouvé depuis son enfance aucune maladie sérieuse. — Pas d'antécédents et pas de stigmates de scrofule. — Pas de tuberculose dans sa famille.

Mariée il y a quatre ans et demi, elle a eu deux enfants, le dernier en janvier 1875. — Ces deux enfants, qu'elle a nourris, sont, affirme-t-elle, en très bon état.

Après avoir allaité son enfant, elle prit un nourrisson qu'elle rendit le 25 avril dernier. — Ce même jour elle alla se présenter au bureau des nourrices de la rue de la Victoire, et là reçut un nouveau nourrisson, qui devait lui transmettre la syphilis.

Ce dernier enfant, dit-elle, lui parut suspect dès le premier instant où elle le vit. « Il avait le bas du corps, de la ceinture aux pieds, couvert de rougeurs, de boutons enflammés et suppurant ; çà et là, sur les fesses, les cuisses, les pieds, il présentait des taches grisâtres et rondes comme un centime. » Aux observations qu'elle fit sur ce nourrisson, il lui fut répondu « qu'il avait été mal soigné par sa première nourrice, qui était sale et buveuse, et qu'on avait dû congédier pour cela. » Elle se contenta de cette réponse, accepta l'enfant et partit avec lui pour Levallois-Perret, où elle habitait avec son mari.

Tout alla bien pendant quelque temps. Mais, vers le 10 mai, la femme N... remarqua que l'enfant avait mal à la bouche. Elle le conduisit alors chez un medecin, qui prescrivit « quelques lotions buccales alcalines et une petite dose d'eau de Vals. »

Aucune amélioration ne s'étant produite sous l'influence de ce traitement, elle consulta, le 14 mai, le Dr Guéneau. Cet honoré confrère lui prescrivit alors formellement de cesser de donner le sein et d'élever l'enfant au biberon. En même temps, il formula pour l'enfant un traitement composé comme il suit : Sirop de Gibert, une cuillerée à café chaque jour ; — frictions quotidiennes avec onguent napolitain ; — bains, etc...

Les jours qui suivirent furent marqués par une aggravation considérable des accidents. L'enfant dépérissait à vue d'œil. Sa bouche devenait de plus en plus malade. Les boutons des fesses et des membres inférieurs s'ouvrirent, s'ulcérèrent, et quelques-uns même, dit la femme N..., se creusèrent « au point qu'on y aurait entré le bout du doigt. » Effrayée, elle ramena l'enfant chez sa mère, le 18 au matin. Celle-ci, tout aussitôt, conduisit l'enfant et .a nourrice chez M. le Dr Ricord, lequel reconnut la nature syphilitique des accidents, « annonça que l'enfant était menacé d'une mort très prochaine, et que la nourrice serait très probablement infectée de la même maladie. »

Cette prédiction devait se réaliser. Le soir du même jour, l'enfant succombait. Et, de plus, *neuf jours* exactement après la mort du nourrisson, le 27 mai, la nourrice voyait apparaître sur ses seins « *rougeurs* ou *boutons*, » premiers rudiments des lésions actuelles. Ces boutons, affirme-t-elle, « ne parurent pas plutôt que le 27 : elle en est parfaitement sûre ; car, très inquiète de ce qu'avait dit M. Ricord, elle s'observait les seins avec grand soin, plusieurs fois par jour. »

A cette époque, la femme N... était en province. De retour à Paris, elle alla retrouver, le 19 juin, M. Ricord, qui porta le diagnostic suivant sur les lésions du sein : « *Chancres infectants des deux mamelons ; adénopathïes axillaires symptomatiques,* » et prescrivit un traitement mercuriel.

Cependant lesdites lésions, qui déjà présentaient un caractère menaçant, ne firent que s'aggraver. Elles s'accrurent d'étendue et se creusèrent beaucoup. De sorte que, quelques jours plus tard, M. Ricord donnait le conseil à la malade d'entrer dans un hôpital et voulait bien me l'adresser.

Etat actuel, 28 juin. — Pâleur du visage. — Amaigrissement gènéral. — Apyrexie, mais pouls rapide et petit. — Langue un peu blanche ; inappétence.

Comme lésions locales, je constate : *deux vastes chancres mammaires, de forme manifestement phagédénique.* Tous deux ont une forme hémicerclée, comparable à un fer à cheval, et encadrent les mamelons dans la moitié ou les trois quarts de leur contour. Celui de droite, plus petit, mesure 6 centimetres en largeur, sur un diamètre vertical de 2 centimètres environ. Celui de gauche, qui forme une bande presque circulaire autour du mamelon, occupe toute l'aréole ; sa grande circonférence atteint de 9 à 10 centimètres. L'un et l'autre offrent à un très haut degré l'aspect des plaies de mauvaise nature. Leur fond est inégal, couvert d'enduits pultacés, bourbillonneux, escharifiés ; d'un gris-jaunâtre et blafard dans la plus grande partie de son étendue, il présente ailleurs des îlots d'un rouge sombre ou d'un noir verdâtre, etc. Circonscrit par des bords relevés et saillants, en forme de crêtes, il est plus ou moins déprimé suivant les points où on observe. A droite, l'ulcération n'est pas très creuse, et même, soulevée par l'engorgement des tissus, elle domine comme niveau sur quelques points les téguments périphériques. Mais, à gauche, la lésion entame beaucoup plus profondément. Non seulement (comme du côté opposé) elle a détruit toute la peau et attaqué le tissu cellulo-adipeux, mais en outre elle a rongé la couche adipeuse dans une grande épaisseur. Si bien qu'en certains points l'excavation creusée de la sorte mesure jusqu'à 1 centimètre, 1 c. 1l2, voire 2 centimètres de profondeur. C'est là, en un mot, un type de chancres *térébrants*.

Ces deux lésions sont encadrées par une auréole inflammatoire étendue, formant autour d'eux une zone rouge de 4 à 5 centimètres de diamètre. Elles reposent sur des tissus engorgés en masse, rénitents au toucher et légèrement douloureux. Au milieu de cet empâtement général, il est très difficile, presque impossible même, de distinguer l'induration chancreuse proprement dite. Cette induration n'est guère appréciable que sur la circonférence même des lésions, c'est-à-dire au niveau de la crête périphérique que nous avons mentionnée précédemment.

Adénopathies axillaires spécifiques, à ganglions durs et indolents. — Bien accusé à gauche, cet engorgement glandulaire est moindre à droite, où l'on ne trouve qu'un seul ganglion du volume d'une noisette environ.

Rien sur la peau. — Rien à la bouche non plus qu'aux parties génitales. — Aucun signe de syphilis généralisée.

Diagnostic : *Chancres syphilitiques des seins ; forme de phagédénisme térébrant.*

Traitement : Cataplasmes de fécule, renouvelés toutes les trois heures ; — bains quotidiens, d'une heure au minimum ; — lotions émollientes ; — sirop d'iodure de fer, cinq cuillerées. — Repos absolu.

Une huitaine de jours de ce traitement produit une modification notable dans l'état des parties. Si les chancres sont restés ce qu'ils étaient comme étendue et comme profondeur, en revanche l'état inflammatoire s'est amendé ; l'aréole pseudo-érysipélateuse qui les circonscrivait s'est rétrécie considérablement et circonscrite à une sorte de liséré mesurant 2 à 3 millimètres, c'est-à-dire qu'elle a presque disparu. Le fond des ulcérations est encore blafard, bourbillonneux, presque semblable à celui d'une gomme en voie d'élimination ; mais il offre déjà cependant un aspect meilleur sur quelques points.

On cesse les cataplasmes. — Pansements quotidiens avec la poudre d'iodoforme, dont on recouvre abondamment toute l'étendue des parties ulcérées. — Bains tous les deux jours — Sirop d'iodure de fer?

Du 10 au 15 juillet, une amélioration surprenante se produit. Le fond des ulcérations change absolument d'aspect. Il se déterge, élimine ses endroits pultacés, et offre l'aspect d'une plaie rougeâtre, bourgeonnante.

Le même traitement est continué. — En plus, on commence l'administration du protoïodure d'hydrargyre, aux doses de 5 à 10 centigrammes par jour.

Ultérieurement, l'état des ulcérations ne fait plus que s'amender d'une façon très active. Les deux plaies bourgeonnent rapidement, s'exhaussent et se comblent. Le processus réparateur se continue, et une cicatrisation définitive est obtenue dans les derniers jours du mois.

A cette même époque commencent à se manifester des phénomènes d'ordre secondaire : lassitude générale, maux de tête, taches érythémateuses du thorax. — La malade néanmoins, se jugeant guérie, veut absolument nous quitter. Nous essayons vainement de la retenir, et elle sort de l'hôpital le 28 juillet.

J'ai appris, depuis lors, qu'au mois de septembre cette femme était rentrée dans un autre service de l'hôpital avec des accidents graves de syphilis, notamment avec une syphilide ulcéro-croûteuse couvrant toute la face et le crâne.

Le second cas emprunte son intérêt à des considérations d'un autre ordre. Ce sont des chancres extraordinairement multiples. Il y a 7 chancres sur l'aréole du mamelon gauche et 16 sur l'aréole du mamelon droit.

Vingt-trois chancres syphilitiques développés sur les seins d'une nourrice.

D... A..., âgée de 26 ans, est admise à l'hôpital Saint-Louis (salle Saint-Thomas nº 21), le 4 août 1877.

Femme de constitution moyenne. — Santé habituelle excellente. — Aucune autre maladie depuis l'enfance que des indispositions passagères.

Cette femme est accouchée le 14 janvier 1876. Son enfant est vivant et jouit d'une santé parfaite.

Le 8 mars 1876, elle prit un nourrisson qu'elle allaita en même temps que son enfant. Ce nourrisson s'est toujours très-bien porté. En ce qui nous concerne, un certificat émané du médecin qui accoucha la femme D.,. constate que « cette femme n'a jamais présenté d'accidents syphilitiques, non plus que son propre enfant ni l'enfant qui lui a été confié. Ce n'est donc que postérieurement

au sevrage de ces deux enfants que la syphilis a pu être con-
tractée. »

Le 24 mars 1877, la femme D..., voulant utiliser son lait, prend
un nouveau nourrisson. « Celui-ci, dit le certificat du même médecin, après avoir eu un *coryza* assez prononcé et une conjonctivite
catarrhale d'une durée assez longue, a présenté sur les membres
inférieurs et sur le siège des *éruptions* caractéristiqaes de la
syphilis ; peu après, il est survenu autour des lèvres buccales
des érosions ayant tout à fait le caractère des *plaques muqueuses*. »
L'enfant fut alors soumis à un traitement hydrargyrique et parut
en éprouver une amélioration notable pour un certain temps. Plus
tard, il dut être sevré, et *mourut* quinze jours après que sa nourrice cessa de lui donner le sein.

Ce fut en juillet que les premiers symptômes de contagion se
manifestèrent sur la malade. Elle fut affectée à cette époque de
« boutons » nombreux sur les deux seins. Elle montra ces boutons à un médecin qui, dit-elle, en méconnut « la nature mauvaise », la rassura et lui dit qu'elle pouvait continuer à donner le
sein. Le mal persistant, elle alla trouver alors un autre médecin,
le docteur G..., qui lui conseilla de cesser aussitôt l'allaitement
et me l'adressa.

Je la vis vers la fin de juillet et reconnus sur elle, d'une façon
incontestable, l'existence de la syphilis. Sur mes instances, elle se
décida à entrer à l'hôpital, où elle fut admise le 4 août.

4 août, *état actuel :* Santé générale satisfaisante. — Intégrité des
grandes fonctions. Apyrexie. — L'affection, exclusivement locale
(en apparence, bien entendu), consiste dans une série de lésions
mammaires se présentant sous l'aspect suivant :

Sur l'aréole du mamelon gauche, *sept* petites érosions, les unes
couvertes de minces croûtelles brunâtres, les autres (en moins
grand nombre) privées de croûtes et se présentant sous forme
d'éraillures ou d'écorchures superficielles.

Sur l'areole du sein droit, *seize* lésions absolument semblables,
la plupart couvertes de croûtelles brunâtres, de couleur chocolat
foncé, d'autres à l'état d'érosions à vif.

Toutes ces lésions sont remarquables par leur circonscription
bien nette en même temps que par leur petit diamètre. Ce sont,
d'une part, des érosions de forme régulière, la plupart arrondies,
quelques-unes ovalaires, très-distinctes les unes des autres,
quoique situées à une faible distance réciproque. D'autre part, ce
sont, au moins pour la plupart, des lésions véritablement *minimes*,
quelques-unes comparables à une petite lentille, d'autres, en plus
grand nombre, inférieures à l'aire d'une lentille et ne mesurant
guère que 2 à 3 millimètres de diamètre. Une seule, située sur le

sein gauche et résultant selon toute probabilité de la fusion de deux érosions originairement contiguës, offre les dimensisns et la forme d'un petit haricot.

Ces érosions sont toutes remarquablement superficielles, et aucune ne mériterait véritablement le qualificatif d'ulcération. Elles effleurent plutôt qu'elles n'entament le derme. Quelques-unes, plus creuses à leur centre que sur leur partie circonférentielle, présentent l'aspect dit cupuliforme. D'autres sont absolument plates, planes, de niveau avec les tissus sains périphériques.

Leur fond est lisse, uni, poli ; ce qui, joint à l'aspect naturellement humide de toute érosion, leur donne une apparence *vernissée*.

Ce fond est uniformément rouge, de couleur *chair musculaire*.

Explorée à sa base, chacune de ces lésions fournit la sensation d'une rénitence lamelleuse sous-tendant la surface érodée. Plusieurs peuvent êtres dites, suivant l'expression consacrée, *parcheminées* de base ; d'autres n'offrent que la variété rudimentaire d'induration dite *foliacée* ou *papyracée*.

Ces petites lésions suintent plutôt qu'elles ne suppurent. Elles ne fournissent qu'une quantité minime de sérosité trouble, tachant la chemise en gris jaunâtre.

Dans les aisselles, plusieurs ganglions durs, indolents, roulant sous le doigt. A gauche, un de ces ganglions atteint le volume d'une petite noix.

Rien à la peau ; rien sur les diverses muqueuses, et notamment (ce qui était essentiel à constater dans l'espèce) aucune trace d'accidents syphilitiques à la vulve, dans le vagin, sur le col. — Vulve absolument saine. — Urèthre sain. — Pas de développement des ganglions inguinaux.

Sans aucune hésitation, nous portons le diagnostic : *Chancres syphilitiques des deux seins*, simplement remarquables par leur multiplicité extraordinaire. — Adénopahies axillaires symptomatiques.

Traitement : Pansement avec pommade au calomel. — Bains tièdes tous les deux ou trois jours. — Une pilule de proto-iodure de 5 centigrammes.

Réparation et cicatrisation très-rapides des lésions mammaires. — Quelques-unes sont guéries dès la première semaine. — D'autres se cicatrisent dans le courant de la semaine suivante. — Deux ou trois persistent plus longtemps. — Cicatrisation complète et définitive vers le 24 août.

Toutes ces lésions laissent après cicatrisations de petites macules brunâtres, légèrement papuleuses, et parcheminées de base. —

Pendant plusieurs semaines, cette induration survit d'une façon très nette et très facilement appréciable.

Le diagnostic des lésions locales était assez formel pour que nous pussions annoncer l'invasion prochaine d'accidents secondaires. Et, en effet, cette facile prédiction ne tarda pas à se réaliser. Trois semaines après l'entrée à l'hôpital, le corps de la malade se couvrait de roséole. Et, plus tard, diverses manifestations de même ordre se produisaient, à savoir : éruptions croûteuses du cuir chevelu ; alopécie ; ganglions cervicaux ; — poussée nouvelle de syphilide papuleuse, rendue discrète très-certainement par l'influence du traitement ; — syphilide papulo-érosive vulvaire ; — céphalée ; — syphilides érosives des amygdales ; — fièvre syphilitique, etc.

Aujourd'hui, 23 novembre, la malade, en bon état, reste en observation dans le service. — On peut encore retrouver sur les seins quelques vestiges de l'affection primitive sous forme de petites taches brunes, dont plusieurs conservent un certain degré de rénitence au palper.

CHANCRES SYPHILITIQUES DES DOIGTS ET DE LA MAIN.

Les doigts comme la face sont, étant à découvert d'une façon constante, prédestinés à être le siège des accidents primitifs de la syphilis. La main est plus exposée qu'aucune autre partie du corps à servir de porte d'entrée à la vérole.

Les médecins, les sages-femmes contractent souvent la syphilis par le toucher des femmes contaminées. Swédiaur allait même jusqu'à prétendre que les anatomistes, disséquant les cadavres infectés de syphilis, pouvaient contracter la maladie. (Traité sur les symptômes, les effets, la nature et le traitement des maladies syphilitiques, 7ᵉ édition, Paris, 1847.)

« En 1870, écrit M. Jullien, Daniel Mollière a eu l'occasion d'observer un triple chancre primitif de la main chez un ouvrier qui avait été mordu, pendant une rixe, par un cordonnier prussien entaché, disait la rumeur, de mal syphilitique. La lésion siégeait au niveau de la première phalange et présentait tous les caractères d'un large *ulcus elevatum* très proéminent et très induré. Le diagnostic n'offrait vraiment dans ce cas aucune difficulté.

Nous appellerons particulièrement l'attention sur le chancre *péri-unguéal* dont il nous a été donné d'étudier un cas intéressant chez un malade de Mauriac. La lésion siégeait sur le repli cutané qui recouvre la racine de l'ongle et se tendait latéralement jusqu'à la moitié de sa hauteur. Le syphilome, assez difficile à isoler au palper, présentait la forme d'un fer à cheval, tandis que la surface ulcérée d'un rouge sombre s'épanouissait à la manière d'un éventail sur les tissus soulevés et épaissis. »

Le musée de l'hôpital Saint-Louis, contient : Pièce 287, un chancre syphilitique péri-unguéal du doigt majeur de la main droite, 11 juin 1870. Service de M. Horteloup. Hôpital du Midi. — Pièce 240, chancre du doigt; état consécutif à la cicatrice. Coll. part. Pr Fournier. — Pièce 407, chancre induré du doigt, 1876. Service de M. Hillairet. — Pièce 491, chancre induré du dos de la main, 1877. Service de M. Besnier.

Hôpital Cochin. — Service de M. Després. (Observation recueillie par M. Berbez, externe du service.) (inédite.)

Le nommé G..., âgé de 19 ans, serrurier, est entré le 3 décembre 1880, à l'hôpital Cochin, salle Saint-Jacques, lit n° 1.

Bons antécédents héréditaires. Fièvre muqueuse il y a quatre ans. A l'âge de 16 ans le malade a contracté une blennorrhagie qui a duré deux ou trois mois; il en a gardé un petit ganglion dans l'aine.

Le malade depuis l'âge de seize ans n'a pas eu de maladie grave ; il s'enrhume facilement; il a même eu cette année un rhume qui lui a duré tout l'été. Il a craché un peu de sang.

(1) L. Jullien. Loc. cit., p. 596 et 597.

Au mois d'octobre dernier, le malade ayant voulu porter secours à un de ses camarades attaqué par un rodeur fut mordu par ce dernier au moment où il le saisissait à la gorge. Il en résulta au petit doigt de la main gauche une morsure profonde au-dessus de la racine de l'ongle, empreinte de la dent incisive de l'homme contre lequel il voulait défendre son ami. Le sang coula long-temps et il fallut un pansement au perchlorure de fer pour arrêter l'hémorrhagie.

Pendant quinze jours, le malade travailla avec son doigt enve-loppé. La place ne se cicatrisa pas, l'empreinte de la dent resta profonde et devint blanche. — Au bout de ces quinze jours, il y eut une enflure du doigt et de la suppuration. A partir de ce mo-ment, le malade sentit que ses forces diminuaient ; il avait moins d'ardeur au travail. Il se sentait courbaturé et en même temps digérait mal. Il souffrait de la tête et se sentait pris de fièvre les jours où il avait plus à travailler que d'ordinaire. Tous les matins il avait la bouche pâteuse et l'haleine fétide.

Il y a trois semaines, c'est-à-dire vers le 20 novembre, il remar-qua qu'il éprouvait de la gêne dans le mouvement du bras gauche : l'épaule était sensible et il avait un ganglion axillaire. Bientôt, la peau se tuméfia, rougit; on put voir un abcès qui, dans un effort, s'ouvrit de lui-même ; il en sortit du pus et du sang en assez grande quantité. Cet abcès siégeait au niveau du ganglion épitrochléen. Il sortit du pus pendant quelques jours, puis il se referma. Aujour-d'hui, on constate une induration étendue ; la peau est épaissie, et par une fistule qui reste encore, on peut voir couler un peu de liquide, semblable à celui de la lymphe. Les ganglions demeuren engorgés.

Première poussée. — *Éruption.* — En même temps que l'abcès se formait, le malade fut pris, il y a 23 ou 24 jours, d'une fièvre plus intense ; l'état général s'aggrava ; les forces étaient moins consi-dérables. Un matin, le malade remarqua à la face, sur les ailes du nez, de petits boutons qui n'étaient autre chose que des syphilides papuleuses. Ces petits boutons, dont l'éruption s'accompagnait d'un mouvement fébrile assez marqué, couvraient la région du pli du coude à droite et à gauche, puis la région médiane de la poi-trine, enfin les aisselles. Il y avait peu de papules à la face posté-rieure des bras. Rien au ventre ni aux membres inférieurs. L'évo-lution des papules se faisait rapidement.

Deuxième poussée. — Il y a quelques jours (12 déc.), le malade, après avoir éprouvé de la fatigue et de la courbature ainsi que quelques petits frissons, vit apparaître des syphilides de deuxième poussée comme dans les parties supérieures du corps. Elles étaient surtout abondantes à la face interne des cuisses.

Cette observation a été ainsi complétée et continuée par M. Asaki interne du service :

16 décembre. — L'éruption a commencé, il y a trois semaines, par le côté gauche du corps ; les premières papules se sont montrées au niveau de l'avant-bras, au bras (côté de la flexion) gauche, et de la moitié gauche du thorax et de l'abdomen (côté de l'inoculation).

Deux ou trois jours après, le côté droit a été pris à son tour.

Il est digne de remarque que le nombre des papules est de beaucoup plus considérable à gauche qu'à droite. Cette particularité est surtout plus manifeste sur le thorax et sur l'abdomen.

Depuis le 4 décembre, il y a des plaques muqueuses sous le gland.

Il n'y a pas de plaques muqueuses à la bouche ni a l'anus.

Au milieu de la matrice de l'ongle du petit doigt gauche, il y a une ulcération à bords relevés formant bourrelet à fond recouvert de fausse membrane grisâtre, entourée d'une zone rouge et œdématiée. Il n'y a pas d'arthrite dans les articulations des phalanges sous jacentes ; cependant, l'ulcération repose sur une base indurée.

CHANCRE SYPHILITIQUE DE L'ABDOMEN.

La collection particulière de M. le Dr Fournier à Saint-Louis renferme la pièce suivante : Pièce 35 : chancre syphilitique de l'abdomen ; 29 mai 1877, service de M. Fournier.

Guignard.

4

Dans tous les cas dont les observations précèdent, et avant les manifestations cutanées secondaires, il est un point qu'il faut noter et qui a singulièrement facilité le diagnostic. C'est l'adénopathie syphilitique. Dans tous ces cas, en effet, quel qu'ait été le siège du chancre, le bubon n'a point été un accident éventuel. Il a été fatal. M. le professeur Fournier le déclarait encore à sa dernière clinique (1). Le chancre des lèvres a toujours donné lieu aux ganglions sous-maxillaires. Celui du menton aux mêmes ganglions et aux ganglions retro-geniens. Le chancre des paupières au ganglion préauriculaire. Le chancre des doigts aux ganglions épitrochléens et axillaires. Les chancres du sein aux ganglions auxillaires et sous-pectoraux. Cette adénopathie syphilitique est ordinairement très bénigne. Elle est ordinairement polyglandulaire. Selon les expressions heureuses de Ricord, ce bubon indolent et dur est le compagnon fidèle et le signe posthume du chancre induré. Aussi est-il inutile d'attendre les renseignements des malades auxquels cette adénopathie n'occasionne en général ni gêne ni douleur. Il faut chercher le bubon ; en cas de syphilis on est toujours sûr de le trouver à sa place.

La syphilis est-elle plus grave ou plus légère quand l'accident primitif est dans un siège insolite et vaut-il mieux par exemple avoir un chancre au doigt, à la face, qu'aux parties génitales ? En nous appuyant sur les observations mêmes de ce travail, il ne nous est pas permis de dire que les syphilis d'origine extra-génitale ont été plus fortes que les autres. On a cité, il est vrai, des cas de méde-

(1) Février, 1882.

cins qui, ayant contracté des chancres infectants des
doigts, en examinant des malades, ont eu des accidents
graves du côté de la peau et du côté du système nerveux.
Mais ces cas que nous avons entendu mettre en avant par
un maître éminent, M. le professeur Hardy, s'ils peuvent
nous porter à poser la question ici, ne nous empêchent
point de nous en tenir aux faits que nous citons et aux
observations qu'il nous a été donné de présenter et où, en
somme, rien d'extraordinaire, rien de frappant, comme
gravité, n'est à noter plus qu'ailleurs. Quant au chancre
lui-même, à l'accident primitif, il nous a paru, dans deux
cas qu'il est facile d'étudier dans les moulages de l'hôpital
Saint-Louis, avoir eu à l'aile gauche du nez et au menton
une gravité toute particulière et une dimension inusitée.

On est en droit de se demander, devant l'opinion si
nettement exprimée naguère à sa clinique par M. le professeur de la Charité, si, dans les cas de siège insolite de
l'accident primitif, la gravité de la syphilis méconnue ou
simplement tenue comme suspecte, ne devait pas être
attribuée à ceci : qu'elle n'avait point été traitée dès le
début comme il convenait ; en un mot qu'elle n'avait
point été soignée d'abord.

La plupart des syphiligraphes, en effet, dont il nous a
été donné de parcourir les écrits, sont d'avis que, le
chancre syphilitique bien reconnu, il faut s'efforcer, sinon
d'en arrêter complètement les effets, chose impossible, du
moins de les atténuer au point de vue de l'infection constitutionnelle. Une médication appropriée doit donc s'opposer, ou du moins tenter de s'opposer aux troubles qu'on
prévoit devoir se passer dans l'économie, par l'évolution
normale de la syphilis. Sans doute, au moment de l'accident primitif, la syphilis est latente encore ; elle couve, si

l'on veut, pour se manifester plus tard sous les formes diverses que l'on connaît, accidents secondaires, tertiaires, etc.... Mais pourquoi le traitement spécifique n'aurait-il pas d'ores et déjà une action réelle sur la diathèse à l'état naissant et surtout sur son avenir ? Evidemment si l'on hésite sur le diagnostic de l'ulcération que l'on a sous les yeux, de cette ulcération chancreuse qui prend, en raison de son siège, en raison des tissus où elle se manifeste extraordinairement, des aspects si divers et des formes si variées, il faudra attendre encore pour s'adresser aux mercuriaux et en ajourner l'administration régulière. Mais si le chancre est reconnu comme parfaitement syphilitique, n'a-t-on pas tout lieu d'espérer, au lieu de s'en tenir à une expectation impuissante, de pouvoir adoucir les manifestations fatalement consécutives, par le traitement hydrargyrique ?

Sans doute le diagnostic des chancres syphilitiques extra-génitaux rentre dans cette catégorie qu'on pourrait appeler, avec juste raison, les diagnostics délicats. Il présente ayant l'apparition de la roséole (car alors il ne peut plus y avoir de doute) les plus grandes difficultés. La syphilis étant sortie de son domaine, le clinicien se trouve placé tout à coup sur le terrain mouvant et peu solide de l'imprévu. Les malades ne savent pas comment très souvent la chose est arrivée. Parfois s'ils savent la vérité, ils la cachent et dépistent encore par leurs réponses évasives la perspicacité du médecin. L'absence de douleur et de démangeaison de la petite plaie ; le peu de modifications qu'elle subit ; l'état des ganglions du voisinage peuvent seuls fournir quelques éléments sur lesquels il est permis de s'appuyer. Et puis si c'est un chancre de la paupière qui a été pris pour un orgeolet, un chancre de la bouche qn'on a pris pour de l'herpès, un chancre rétro-onguéa qu'on a pris pour une tourniole, on est déjà venu par une médication intempestive et sans raison, par des onguents et des pommades, exciter la plaie et en dénaturer les caractères.

On a vu combien l'erreur pouvait être facile, nous devrions dire légitime, dans l'observation de chancres de la pointe de la langue, chez ce cocher de 62 ans (hôpital Saint-Louis), où la lésion pouvait être parfaitement prise pour un chancre simple. Dans l'observation de chancre du menton, de l'hôpital Cochin, le médecin qui adressait le malade avait annoncé un épithélioma. On n'avait trouvé qu'un tout petit ganglion, très dur mais unique et à peine saisissable. C'était un malade d'un certain âge, et dans ces cas, comme le professe M. Fournier, les ganglions sont minimes.

Les chancres de l'isthme du gosier sont particulièrement difficiles. Il y a actuellement à Saint-Louis, dans le service de M. le professeur Fournier, une jeune syphilitique de 15 ans, vierge encore, et à propos de laquelle on est en droit de se demander par où le virus a bien pu faire son entrée. Elle a d'abord présenté une inflammation des amygdales avec plaie à base indurée. Ce caractère était plus marqué à droite qu'à gauche. Aujourd'hui ses amygdales sont à vif, mais elles sont moins dures. Elles sont comme plaquées de syphilides papulo-érosives. Les ganglions sous-maxillaires, à droite surtout, sont pris et indolents. Cette fille n'a rien de suspect aux parties génitales, ni ailleurs, qui puisse faire croire à un chancre infectant. Elle est couverte d'une éruption polymorphe très intense et qui a mis cette petite malade dans un état de consomption très grave. Sous l'influence du traitement spécifique et du régime elle s'est déjà beaucoup améliorée.

Les chancres du sein, on l'a vu, par les deux belles observations de M. le professeur Fournier, peuvent présenter des formes très variables et d'un type très éloigné. L'adénopathie axillaire et le caractère des ganglions mettra sur la voie d'un bon diagnostic. Le chancre syphilitique de la main et des doigts présente plus de difficultés. On l'a comparés, au doigt, à une simple tourniole. C'est sa durée prolongée pendant plusieurs semaines, avec l'engorgement indolent du ganglion épitrochléen qui devront faire tenir l'ulcération comme très suspecte. Leur étiologie est fort incertaine, et là, comme pour les chancres palpébraux, les questions plus ou moins pressantes adressées au malade, (nous ne parlons pas, bien entendu, des accidents professionnels qui arrivent aux médecins et aux sages-femmes) n'ont pu faire arriver dans la plupart des cas à une réponse satisfaisante sur l'origine de la maladie.

TABLE

Paris. — A. PARENT, imp. de la Fac. de médec., rue M.-le-Prince, 31.
A. DAVY, successeur.